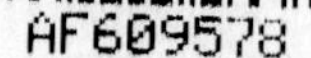

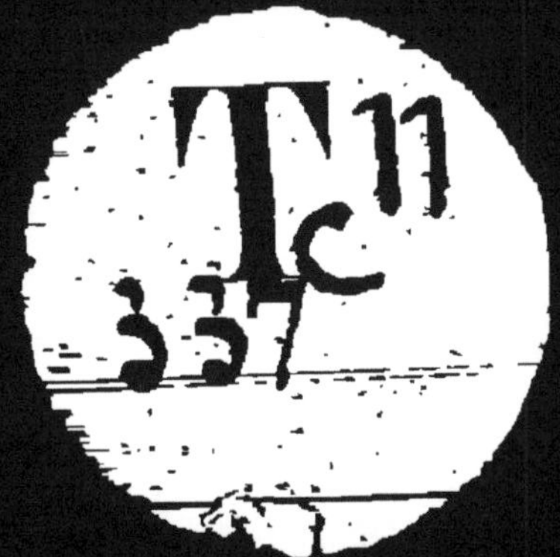
T[11]
337c

COURS D'HYGIÈNE.

TYPOGRAPHIE RIVES ET FAGET,
9, rue Tripière, 9.

COURS PUBLIC

D'HYGIÈNE

A L'USAGE

DES GENS DU MONDE

Par le Dr Th. BLONDIN

Ancien lauréat de la Faculté de médecine de Montpellier, membre de la société de Médecine pratique de la même ville, membre de l'Institut catholique & Athénée universel, membre de l'Académie de Halle, membre des sociétés Médico-psychologique et de Médecine de Paris ; membre de l'Académie Royale de médecine et de Chirurgie de Barcelone, membre des Académies des belles-lettres, sciences et Arts de Venise, Padoue et Dijon ; membre des sociétés Impériales de Médecine et de Chirurgie de Marseille, Bordeaux, Nantes, Rouen, etc. Ancien inspecteur des Eaux minérales, Traducteur et commentateur des Œuvres Médico-philosophiques de G. E. Stahl, etc.

1re CONFÉRENCE.

TOULOUSE

CHEZ LES PRINCIPAUX LIBRAIRES.

1868

PRÉFACE.

Puisque le désir seul d'être utile et de propager dans le monde des connaissances de la plus haute importance m'a inspiré l'idée d'obtenir l'autorisation d'ouvrir, à Toulouse, un cours public d'hygiène, il me siérait bien mal de ne par acquiescer de bonne grâce au désir manifesté, par un grand nombre de personnes, de posséder mes *Conférences*.

Je croyais ma tâche remplie, mais il n'en est point ainsi, et voilà que des paroles prononcées et écrites sans prétention aucune vont être soumises à la critique d'un public éclairé. Cette épreuve me sera légère néanmoins, je l'espère, si le lecteur veut bien me tenir compte de mon dévouement et de ma bonne volonté.

L'hygiène, appelée à rendre les plus éminents services à une époque où la curiosité scientifique et l'impatience préoccupent tous les esprits, l'hygiène ne saurait être trop largement vulgarisée. Nulle science d'ailleurs n'offre d'aussi grands attraits et ne pouvait satisfaire plus complétement le bon goût et l'anxiété des uns, l'intelligence des autres, les besoins et les intérêts de tous ; au milieu de ce mouvement fébrile où se meut la société moderne avec ses mœurs et ses passions, avec ses tendances et l'ardeur indescriptible qui la pousse vers la plus grande somme de jouissances matérielles dans le plus court espace de temps.

L'hygiène est l'aliment des âmes honnêtes et fortes ; personne ne s'en lasse, les cœurs les plus égoïstes se familiarisent volontiers à son langage. Guidée par un amour profond de l'humanité, que l'esprit de charité évangélique vivifie, elle prodigue à tous et à chacun (avec une égale sagesse) ses conseils et ses soins.

Par l'hygiène, non-seulement la *santé* individuelle acquiert et conserve une vigueur durable qui promet une vie longue, douce et à l'abri d'infirmités, mais encore les mœurs s'améliorent, la famille s'épure et l'État verra s'élever et grandir une génération nouvelle d'hommes sobres, honnêtes et éclairés, pour lesquels les mots *patriotisme*, *vertu*, *chasteté*, *tempérance* ne seront plus des expressions vides de sens.

Que la jeune société chrétienne qui se forme n'oublie jamais que les vieilles sociétés payennes se sont vermoulues et dissoutes le jour où, conspuant les préceptes de la morale, elles ont foulé aux pieds (comme superflus) les enseignements et les avis de l'hygiène! Qu'elle n'oublie jamais ces terribles leçons des âges et, docile à la voix de la science appuyée sur la morale (la seule vraie et féconde), elle ouvrira à la patrie et à l'humanité une nouvelle ère de félicité ; elle leur montrera les plus douces espérances, les plus riantes perspectives.

Mes *Conférences* sur l'hygiène se ressentiront un peu de l'esprit philosophique et spiritualiste que j'ai apporté dans toutes mes œuvres ; mais ce ne sera pas là, je pense, une raison pour encourir le blâme ni la critique du public auquel j'ai l'honneur de m'adresser.

La seule prière donc, que j'aie à adresser à mes lecteurs, c'est de passer outre sur les imperfections qui se sont inévitablement glissées dans ces *Conférences* : sortes d'entretiens familiers qui ne s'attendaient certes pas à recevoir, de si tôt, les honneurs de la publicité.

Toulouse, le 10 septembre 1868

LE D[r] TH. BLONDIN.

COURS D'HYGIÈNE.

Ire CONFÉRENCE.

De la santé. — De la maladie. — Nécessité de veiller au maintien de la santé et à son rétablissement. — Prophylaxie, diététique, hygiène. — L'homme, triple sujet de l'hygiène. — Causes morbifiques. — Hérédité. — Allaitement. — Constitution. — Tempérament. — Habitude. — Prédisposition. — Idiosyncrasie. — Diathèse. — Fonctions naturelles. — Sens. — Sensibilité. — Rapports de l'hygiène avec la philosophie. — Conclusion.

Mesdames, Messieurs,

Qu'il me soit permis, avant d'entamer ce premier entretien, de manifester publiquement à M. le Préfet, à M. le Recteur, à

M. l'inspecteur de l'Académie et à l'honorable M. Filhol, maire de Toulouse et directeur de l'Ecole préparatoire de médecine et de pharmacie, ma reconnaissance de l'accueil favorable qu'ils ont fait et de l'appui qu'ils ont bien voulu accorder à la demande que j'ai eu l'honneur d'adresser à M. le ministre de l'instruction publique, à l'effet d'ouvrir dans cette ville un cours public d'hygiène *à l'usage des gens du monde.*

L'arrêté ministériel du 11 avril, m'autorisant à établir à Toulouse des conférences sur l'hygiène, est une nouvelle preuve de l'incessante sollicitude du grand-maître de l'Université pour la profusion des lumières, c'est, en outre, une marque non équivoque de sa haute bienveillance à mon égard, et cette récompense, accordée à un labeur opiniâtre, m'est d'autant plus chère qu'aucun intérêt matériel n'y est attaché.

Que son Excellence daigne donc recevoir aujourd'hui l'hommage de ma gratitude !

Qu'il me soit néanmoins permis encore de dire que, durant le cours de ces entretiens scientifiques, une certaine bienveillance me sera indispensable par dessus toutes, à moi le dernier venu dans la famille hippocratique de la bonne ville de Toulouse : cette précieuse bienveillance dont j'ai tant de besoin et après laquelle j'aspire, c'est celle de mes honorables auditeurs.

J'ose espérer, Messieurs, que mon dévouement me sera tenu en compte et que vous écouterez avec indulgeuce, sinon avec tout le profit désirable, les sages avis que la science vous adressera par ma bouche. Vingt-trois ans d'études sérieuses et de pratique journalière, des recherches minutieuses et une incessante observation sont pour moi de sûrs garants de l'utilité de mes paroles, sinon d'un succès personnel auquel d'autres auraient le droit de prétendre.

L'émotion que j'éprouve et que je chercherais en vain à déguiser, le soin que j'ai pris de transcrire mes pensées indiquent assez que je compte peu sur une mémoire, parfois infidèle. — Fasse le ciel, que par mes efforts je sois digne de tant et de si hautes marques de sympathie !

Etre utile à mes concitoyens, et répondre au désir de S. Exc. M. le ministre de l'instruction publique, tel est, croyez-le bien, le double but, l'unique fin que j'ai à cœur d'atteindre.

Messieurs,

Santé. — A voir l'empressement inouï que chacun met ici-bas à dépenser ses forces physiques, morales et intellectuelles, à user son corps dans les excès de tout genre, à blaser son cœur par l'abus des émotions qui énervent l'organisme en étiolant la pensée, à dégrader enfin son âme en l'étouffant dans une atmosphère empoisonnée de jouissances douteuses, de douleurs cuisantes et de préoccupations jusqu'à ce jour inconnues; à voir ce fol entraînement, cette fureur vertigineuse de l'espèce humaine, qui dirait que le plus précieux bien que Dieu lui a départi est la *santé!*

Nos premiers pères vécurent sains de corps et d'esprit, et parvinrent à l'âge le plus avancé, ainsi que l'atteste l'histoire. Mais nous sommes déjà bien loin de ce bon vieux temps où la santé était regardée comme un bienfait du ciel auquel nul n'avait le droit d'attenter, comme l'incessant témoignage de cette puissance occulte que le créateur a mise en nous pour ordonner, administrer et régler les actes de l'économie corporelle! Oui, nous sommes bien loin de cette époque naïve où la vie se passait tranquille au milieu des jeux et des ris et où l'on pouvait dire avec le spirituel Marot :

« Douce santé, de langueur ennemie,
Des jeux, des ris, de tous plaisirs amie. »

Néanmoins la santé n'est pas une condition absolue de l'organisme; je ne connais pas, je n'admets pas de *santé prototype*, et la physiologie nous enseigne que la santé ne peut être que chose relative et individuelle. La constitution, le tempérament, l'âge, le sexe, et bien d'autres conditions que nous passerons en revue, sont autant de raisons diverses de santé ou de maladie. Il n'y a donc pour nous que la *santé naturelle* qui, comme toutes les choses de ce monde, n'a rien de stable et de définitivement arrêté ; et s'il est réel de dire, en matière de morale, *in medio stat virtus*, on peut surtout appliquer cet adage à la santé, qui présente mille aspects souvent insaisissables, comme les variétés de caractère et de physionomie. La santé, dis-je, est essentiellement individuelle : ce qui fait l'un fort, vigoureux et bien portant, irriterait celui-ci et rendrait l'autre apoplectique ou fébricitant. — Ainsi, chaque pays a ses conditions spéciales de santé : En France, et dans presque toutes les contrées de l'Europe, on se demande aussitôt, quand on se rencontre : Comment vous portez-vous ? Dans certaines contrées de l'Asie et du nord-est de l'Afrique, on se dit mutuellement : Comment suez-vous ? En Russie, lorsqu'on voit un étranger dans la rue, la première chose qu'on examine sur lui, c'est le nez, et, sans rien dire, on ramasse une poignée de neige et on frictionne brusquement cet organe quand il menace de se congeler. Chaque pays a ses mœurs, ses us et coutumes. A chaque contrée du globe, ses conditions diverses pour le maintien de l'équilibre de la santé, tant publique que privée.

Conséquemment, la SANTÉ *consiste dans l'exercice incessant, libre, régulier et parfait des fonctions tant vitales qu'organiques et intellectuelles.* De cette harmonie, de ce *consensus* facile et durable résulte la santé, le plus précieux des biens. « *Hæc talis, tàm partium quàm actionum constitutio appellatur sanitas* (1). »

La conservation de cette santé, mise à l'abri de toute atteinte fâcheuse à l'intégrité de l'économie corporelle, constitue la VIE proprement dite. « *Illud quod sub usitato vocobulo* VITÆ *intelligi debet* (2). »

MALADIE. — Mais tant et tant de *causes* viennent militer contre nous, notre frêle organisation est sans cesse menacée de tant de fléaux destructeurs, qu'il est extrêmement rare de voir un homme parcourir toute sa carrière sans quelque dérangement plus ou moins grave de sa santé. Ces causes sont multiples et ont une influence plus ou moins directe ou profonde sur les personnes qui y sont soumises. L'étiologie morbide étant le fait du pathologiste, nous ne nous en occuperons, ici, qu'au simple point de vue hygiénique ; c'est-à-dire que nous nous contenterons d'en faire le simple exposé raisonné, afin que, lorsque l'occasion s'en présentera, nous puissions sciemment invoquer les principes que nous allons poser, et en faire l'application à l'hygiène.

Nous avons regardé plus haut la santé comme un bienfait inappréciable de la Providence, et nul ne me contredira ; j'ajouterai que son prix est d'autant plus grand qu'une fois ce précieux bien perdu, il n'y a

(1) Stahl. *Theoria medica vera. Physiologie.*
(2) Stahl. *Ibid.*

plus ni trève ni repos dans la vie. Tout se ressent du désordre survenu dans l'équilibre normal des fonctions vitales et organiques; le moral s'affecte à son tour, et, si la science médicale n'intervient, c'en est fait du bonheur. La fortune n'est plus rien qu'un adjuvant pour faciliter les moyens de recouvrer la santé; les dignités, les honneurs ne sont qu'un fastidieux cauchemar. Le désespoir s'empare des pusillanimes, le courage des plus forts est ébranlé, et l'espérance, ce riant palladium des choses humaines, l'espérance s'évanouit comme une vaine fumée. Toute jouissance est banie de notre âme, la foi seule survit dans cet affreux cataclysme de l'être qui s'éteint; la foi seule par le cœur, et, n'était le dévouement de ceux qui nous aiment et consacrent leur existence aux soins que nos infirmités exigent, nous ne tiendrions plus à la terre; la vie nous serait à charge.

Tels sont les terribles effets de l'altération de la santé, les conséquences réelles de la maladie, alors que celle-ci, pour un motif quelconque, que je ne chercherai pas à élucider ici, a pris droit de domicile, a jeté de profondes racines dans l'organisme et a perverti l'harmonie naturelle qui résulte de la corrélation intime et réciproque qui existe entre le corps et l'âme. La maladie est donc chose anormale, bien qu'inhérente à la nature humaine, et s'opposer soit à son invasion, soit à son action funeste sur l'économie vivante, est une mission aussi noble que délicate et difficile. Telle est néanmoins la tâche imposée au médecin, et son sacerdoce est sacré.

Mais, à côté de cette mission, si élevée qu'elle soit d'ailleurs, le médecin hygiéniste a un devoir non moins sacré peut-être à remplir, c'est celui de trouver et d'indiquer les moyens propres à prévenir, à écarter le danger qui n'est encore qu'imminent, à en atténuer les atteintes et à s'opposer à ses ravages ultérieurs... Le médecin hygiéniste a, enfin, une dernière obligation à remplir, et c'est peut-être la partie la plus délicate de son sacerdoce : je veux dire qu'il doit vulgariser le plus possible les enseignements de l'hygiène. Il doit, toutes les fois que l'occasion s'en présente, insister sur les précautions à prendre durant la convalescence, et sur les conséquences, le plus souvent mortelles, d'une récidive. Il doit initier les mères et les pères aux soins hygiéniques de la première enfance; il doit prendre place au foyer domestique, veiller à la qualité et à la propreté, sinon à la recherche dans les vêtements, aux choix des mets de bonne qualité et de facile digestion, à la régularité des heures des repas. Il doit régler aussi les heures consacrées au repos, au sommeil et au travail; ses conseils ne doivent jamais être conspués, car la sagesse parle par sa bouche. Le médecin hygiéniste est le meilleur ami de la famille, dont il est aussi le directeur sanitaire et moral; ses avis ont une grande prépondérance, croyez-le, sur le bien-être des sociétés modernes, et cette autorité de la science sur les masses ira sans cesse croissant.

Moïse, le grand législateur du peuple de Dieu, ne nous apparaît-il pas dans toute la splendeur de son génie, lorsqu'il dicte ses lois hygiéniques aux Hébreux? Ouvrez le troisième livre du *Pentateuque*, et vous admirerez la sublimité de cette intuition presque divine.

Mais cette œuvre de propagande sanitaire ne doit point se borner à éclairer les familles qui ont recours à ses lumières; le médecin hygiéniste se doit à la société entière; c'est à lui initier les masses aux secrets de la nature dont la science a déchiré à ses yeux le voile mystérieux. Cette tâche est des plus difficiles, et, en face d'une telle entreprise, je ne puis que réitérer auprès de vous, messieurs, une demande de bienveillance et d'indulgence, motivée tant par l'élévation et l'étendue de ce qui doit faire l'objet de nos études que par l'infériorité, hélas! trop rélle, de mes facultés!

Hygiène. — L'hygiène, dans son vrai sens médical, est l'art de conserver la santé et de prolonger la vie, soit en prévenant, soit en éloignant et en combattant, soit enfin en dissipant le mal. Dans un sens plus générique et figuré, l'hygiène doit être regardée comme le *code sanitaire des nations*.

Il ne suffit plus, en effet, de guérir une affection bien déterminée et connue, que les agents pharmaco-dynamiques atténuent et détruisent; il ne s'agit pas seulement de combattre corps à corps avec la mort qui veut nous enlever une victime de plus. Non, la lutte devient plus dangereuse ; c'est le plus souvent contre un fantôme qu'il faut livrer assaut ; c'est une véritable Σκιαμαχιὰ, un combat contre une ombre, Protée insaisissable d'une cause plus insaisissable encore, tant dans son origine lointaine que dans son essence douteuse.

Tel est pourtant le labeur dur, opiniâtre auquel est soumis le médecin hygiéniste, quand il est appelé à porter l'espoir et la consolation au sein d'une famille éplorée qui voit, malgré les ressources de l'art, s'éteindre un à un, dans les affres de la souffrance, chacun de ses membres : un enfant chéri, un père, une mère bien-aimée, une épouse vertueuse, un mari qu'une affection grave et subite ou qu'une maladie longue et cruelle ont soustrait à leur tendresse.

Oui, j'ai plus d'une fois assisté à ces scènes navrantes et qui brisent le cœur. J'ai vu des mères demander, en sanglotant, à la science le salut de tout ce qu'elles aimaient en ce monde ; j'ai vu bien souvent l'art impuissant livrer à leur sort fatal des agonisants, victimes de l'imprudence des uns et de l'ignorance des autres ! Mais aussi j'ai assisté à de bien belles victoires de la science, alors qu'on n'avait plus lieu d'espérer aucun salut ; j'ai vu, oh ! sainte joie que le médecin peut seul éprouver ! oui, j'ai vu arracher, j'ai arraché moi-même à une mort certaine, inévitable de pauvres enfants, l'idole de leurs parents ; un père, une mère l'unique soutien de leur famille ; et cela, par la simple connaissance de la cause réelle d'une maladie héréditaire ou acquise, prochaine ou éloignée.

En ces cas, graves, très graves et toujours solennels, c'est un jugement sain et solide qui doit guider le médecin (pathologiste ou hygiéniste). Mais, dans la plupart des cas de ce genre, le vrai triomphe de semblables victoires appartient à l'hygiène, car elle s'occupe d'une façon plus directe, plus spéciale de tout ce qui touche à la *prophylaxie* et à la *diététique*. Elle sent le besoin impérieux d'étudier et d'approfondir les arcanes de la nature humaine (*microcosme*) et de supputer les innombrables effets que peuvent produire sur elle les éléments de la nature universelle (*macrocosme*) : le ciel, la terre, les eaux. L'univers est son domaine, l'humanité est son sujet, la nature entière est son objet.

Tel est le vaste plan que nous offre à traiter l'hygiène.

Premier sujet d'observation : l'homme malade, puisant en lui la cause même de ses infirmités, avec toutes les modifications que peut engendrer une nature éminemment putrescible, quoique sans cesse tenue à l'abri de toute corruption immédiate jusqu'à l'heure suprême de l'extinction de la vie, ou de la désagrégation des deux substances, *esprit et matière*, qui, par leur mystérieuse hypostase, constituent cet être sublime qui tient de l'ange par son intellect, qui se rapproche de la bête par son animalité, mais qui ne ressemble qu'à lui-même par sa perfectibilité, par la sublimité comme par les écarts de sa raison et par ses destinées futures!...

Deuxième sujet d'observation : l'homme seul ou en société, mis en rapport avec ses semblables et luttant contre les éléments célestes et terrestres que son inexpérience, sa faiblesse, son ignorance ou sa témérité lui rendent hostiles, et qui deviennent pour lui des causes incessantes de destruction, alors que le souverain maître et Seigneur avait créé tous ces éléments pour servir d'une manière directe à son bonheur ici-bas et à son salut éternel.

Enfin, *troisième sujet* d'observation : l'homme en face de ses propres œuvres ; l'homme en rapport avec tout ce que son génie a produit de grand, de beau dans l'industrie, le commerce, l'agriculture, les arts et la science ; l'homme aux prises avec lui-même et les besoins qu'il s'est créés!...

ETIOLOGIE MORBIDE. — Ces considérations générales nous mènent naturellement à l'étude de l'*étiologie morbide*, c'est-à-dire à l'appréciation de trois ordres de CAUSES capables d'altérer la santé publique ou privée. Ces causes, dont la connaissance est familière au médecin, ne doivent pas passer inaperçues pour vous, si vous voulez progresser avec fruit dans l'étude de l'hygiène. Nous allons donc en faire l'exposé succinct avant d'aller plus loin.

Je dois néanmoins m'excuser préalablement, Messieurs, si j'entre ici dans des détails qui pourront ne pas avoir pour vous tout le charme voulu; mais ils sont indispensables, à vous d'abord qui me faites l'honneur de m'écouter, à moi qui ai l'habitude de progresser méthodiquement. Ainsi, nous arriverons sans efforts et naturellement à la compréhension des enseignements hygiéniques qui seront développés successivement et avec ordre devant vous.

J'éviterai, autant que faire se peut, l'âpreté et la raideur des expressions techniques; je n'aime pas l'ostentation : mais veuillez ne pas me refuser votre bienveillante attention si, par cas, j'entre forcément en des considérations scientifiques exigées par les circonstances. C'est une sorte d'initiation à laquelle j'ai l'honneur de vous convier, une fois pour toutes. Un peu de patience, beaucoup d'indulgence et notre tâche sera mutuellement plus facile.

Toutes les fois, avons-nous dit, qu'un désordre survient dans l'économie, il y a maladie. Ce désordre, cette altération à l'intégrité de la santé est durable et profond, ou bien superficiel et passager ; il peut y avoir maladie sans lésion anatomique apparente, et c'est là le cas le plus fréquent ; ou bien il existe des altérations organiques accessibles aux sens d'une manière médiate ou immédiate : dans ces diverses circonstances, la maladie est dite interne ou externe, locale ou générale. Le pathologiste et le clinicien font à cet égard des observations toutes spéciales, mais ils ne peuvent, sous aucun prétexte, se passer des conseils de l'hygiène qui, non-seulement enseigne à éloigner ces causes mobifiques, mais encore apprend à régler le régime des malades ; et c'est là malheureusement une condition de guérison trop souvent négligée soit par les hommes de l'art, soit par les malades eux-mêmes, malgré les recommandations expresses de leur médecin.

Les causes de maladie sont *externes*, *internes* ou *mixtes*. Nous ne parlerons aujourd'hui que des causes internes et nous ne ferons qu'énoncer succinctement les causes externes et mixtes, qui seront par nous spécialement étudiées dans le semestre d'hiver. A cette époque, en effet, nous nous occuperons plus particulièrement ; soit de tout ce qui peut, de près ou de loin, contribuer à altérer la santé publique ou privée, et partant être signalé comme funeste, soit de ce qui peut servir d'auxiliaire à la conservation de cette même santé et à la prolongation de la vie ; objet plus immédiat de l'hygiène.

1. Les causes *externes* de maladie sont prises, en dehors de l'organisme humain, dans tout ce qui est en rapport avec ce même organisme, et peut avoir sur lui une action quelconque.

C'est ainsi que l'*atmosphère*, par ses *vi-*

cissitudes, ses *variations* et ses *viciations*, exerce sur l'homme une influence plus ou moins délétère ; l'étude de ces causes appliquées à l'hygiène constitue la *climatologie*, la *météorologie* et l'*astrologie* médicales. A cette occasion, nous passerons en revue toutes les choses célestes ou dans l'espace agissant sur la santé ; telles sont : l'*air atmosphérique*, l'*ozone*, le *fluide galvanique*, le *magnétisme terrestre*, les *astres*, le *calorique* et la *lumière solaire*.

En seconde ligne viennent, comme causes morbifiques externes et comme sujets de nos études hygiéniques, les choses terrestres dues à la nature ; ce sont : le *sol*, les *localités*, les *climats*, les *saisons*, les *eaux dormantes* et de *source*, les *cours d'eau*, les *eaux potables* et les *eaux minérales*.

II. Les causes *mixtes* comprennent les choses qui se trouvent dans la nature et qui constituent l'industrie ; ce sont : les *habitations*, l'*éclairage et le chauffage*, la *cité*, la *ville* et la *campagne*; les *monuments publics*, les *halles*, les *cimetières*, les *établissements réputés dangereux*, *insalubres et incommodes*; les *casernes*, les *hôpitaux* et les *camps*; les *émanations*, les *professions*, les *vêtements* et les *cosmétiques*.

Ici se présente encore une catégorie spéciale des causes morbifiques, qui doit attirer l'attention du médecin hygiéniste et de l'administration ; elle comprend : les *endémies*, les *épidémies*, les *épizooties* et la *conta-*

gion. Questions sur lesquelles nous insisterons en temps et lieu.

Comme on peut le voir, l'hygiène s'occupe d'une manière si intime de la santé publique et privée qu'elle étend son domaine sur tout ; rien n'échappe à sa vigilance, et, si elle n'a pas pour tâche spéciale de traiter pharmaceutiquement les ravages ou les désordres des maladies, du moins s'occupe-t-elle d'une manière absolue et détaillée du soin d'éloigner toutes les causes morbifiques ou d'en atténuer les tristes effets. La *Prophylaxie* ou l'art de prévenir les maladies, tel est son plus bel apanage, telle est son œuvre : par la *Diététique* elle manifeste non moins sa puissance puisqu'elle contribue d'une façon efficace au rétablissement complet d'un masse de malades qui succomberaient, dans la convalescence, alors que, livré à lui-même, le patient semble hors de danger.

III. La troisième catégorie de causes pouvant altérer la santé comprend celles dites *internes* et qui sont puisées en nous : dans la sphère de l'être humain. Ces causes sont multiples, et nous allons les énumérer devant vous :

1° Hérédité — C'est en vertu de l'hérédité que se transmettent (des parents aux enfants) les germes des maladies diathésiques et spécifiques. C'est ainsi qu'Hippocate a dit : *Semen ab omnibus corporibus prodit, à sanis sanum, à morbosis morbosum*. En ce cas, il y a transmission des éléments morbides, qui peuvent ne pas manifester leur présence de quelque temps et d'une manière évidente, mais qui modifient toujours l'organisme et la santé générale. Fernel, Ranchin, Etmuller, Stahl, Stoll, Boërhawe, Van-Swiéten, Huxam, Baillou, Portal, Corvisart, Pujol, Broussonnet, Trousseau et les grands pathologistes de notre époque soutiennent la même doctrine.

L'hygiène peut, et je possède à cet égard de nombreux exemples, l'hygiène, dis-je, aidée des ressources de la thérapeutique, peut, non-seulement atténuer les effets des germes mobides et en éloigner les dangers, mais encore faire disparaître à jamais l'influence funeste de l'hérédité. C'est là un fait médical des plus précieux qui fait ressortir mieux que tous les raisonnements les services immenses que l'hygiéne a rendus et rend tous les jours à l'humanité ; lorsqu'on saura surtout que, au nombre de ces maladies héréditaires, se trouvent, en première ligne, le *cancer* ; la *scrofule* avec ses accidents multiples de *goître*, de *crétinisme*, de *phthisie tuberculeuse*, d'*engorgements glandulaires*, d'*écrouelles*, de *teigne*, de *carreau* ou d'*atrophie mesentérique;* l'*hydropisie*, le *rachitisme* et d'autres infirmités hideuses que je passe sous silence. Je dois néanmoins signaler encore ici : la *psore* et la *syphilis*, ces deux protées parfois insaisissables qui font la désolation de la science et de l'espèce humaine ; la *goutte* le *rhumatisme* et cette longue série d'affec-

2

tions qui en sont les suites naturelles ; la *pléthore*, enfin l'*anémie*, et cette masse de *maladies spasmodiques*, qui, du simple *état nerveux* jusqu'à l'*épilepsie* et la *folie*, assiégent la pauvre humanité et la rendent de plus en plus tributaire.

Comment cette transmission héréditaire s'effectuet-elle ? C'est là un mystère que le microscope ne nous découvrira jamais ; c'est une loi vitale qui pèse sur nous et dont nous subissons les effets meurtriers. Ce vice natif des liquides et des solides, de quelle façon est-il élaboré chez les parents ? Nul ne le sait. — L'hygiène seule peut y remédier par les modifications qu'elle apporte dans l'économie, et nous consoler d'un si grand malheur. Ce qu'il y a de bien certain, c'est que si l'on considère les funestes effets du libertinage et la foule de maladies auxquelles donnent lieu l'énervation causée par l'abus des plaisirs sensuels, on ne sera pas surpris de les voir se transmettre des pères aux enfants ; et ceux-ci traîner une vie languissante cacochyme et misérable sous le poids des maux qui les accablent.

Des pères faibles ne peuvent engendrer que des enfants infirmes et valétudinaires.

Nous signalerons encore, comme appartenant à la même catégorie, la *transmission* d'un virus, d'une affection diathésique quelconque, soit de la *nourrice* au *nourrisson*, soit du nourrisson à sa nourrice. Ce sont là des faits fort communs aujourd'hui ; j'en ai recueilli de nombreux dans ma pratique personnelle et la science en enregistre tous les jours de nouveaux cas.

Ces faits, de la plus haute gravité, attentatoires au bonheur des familles et à l'avenir de la société entière, joints à l'industrie scandaleuse des nourrices et à la grande mortalité des enfants à la mamelle, ont éveillé la vigilance des médecins et ont fixé l'attention du comité supérieur d'hygiène et de salubrité publiques. L'administration, à son tour, s'en est vivement émue, et l'Académie impériale de médecine a consacré de longues séances à l'examen de cette importante question et aux moyens de remédier à ces coupables abus, qui, ainsi que notre éminent confrère M. le docteur Broca l'a démontré, pourrait à la longue exercer une funeste influence sur le chiffre de la population.

Quant à nous, nous ne pouvons, pour le moment, que constater la triste réalité de ces faits, même ici à Toulouse, où l'œil du premier magistrat est des plus vigilants. Mais nous reviendrons plus tard sur ce sujet, car nous réserverons à cette intéressante étude deux conférences entières, lorsque notre sujet nous y amènera. Disons seulement ici que, de ces deux causes natives de maladie, découlent comme de source deux autres causes internes ; ce sont : la *constitution* et le *tempérament*.

2° Constitution. — Quoiqu'il soit vrai de dire avec Hippocrate que l'homme est naturellement disposé à la maladie : « Ὅλος ἄνθρωπος ἐκ γένετῆς νοῦσος ἐστί », il est surtout évident que cette prédisposition n'est pas absolue, mais qu'elle est assujettie non-seulement à la transmission des germes morbides, soit par l'*hérédité*, soit par l'*allaitement* et par l'*infection*, mais encore à la constitution et au tempérament individuel et *vice versâ*

On doit entendre par *constitution* l'état particulier des parties solides du corps, eu égard aux humeurs. La constitution est originelle; elle se transmet des parents aux enfants. D'accord en ceci avec les maîtres de la science, nous pensons avec Dumas, Baillot et Fouquier que c'est en vertu de la constitution que les conditions physiques, mécaniques et vitales, fonctionnent dans un ordre plus ou moins constant, dans une proportion plus ou moins régulière et durable. C'est la connaissance bien nette des constitutions qui éclaire le médecin et particulièrement l'hygiéniste dans la détermination du diagnostic et dans le jugement du pronostic des maladies chroniques, diathésiques ou héréditaires : la pierre d'achoppement des empiriques.

3° TEMPÉRAMENT. — Le *tempérament* s'adresse plus spécialement à la crâse intime des humeurs, à la mixtion des solides et à l'équilibre naturel qui existe entre les liquides et les solides du corps humain. La confusion de cette distinction radicale entre la constitution et le tempérament, est la source d'une infinité d'erreurs et de préjugés vulgaires.

L'étude des constitutions et des tempéraments est donc une des plus importantes en hygiène; nous ne nous y arrêterons aujourd'hui que pour les signaler à votre attention comme causes internes, natives ou domestiques de maladie. Nous y reviendrons plus tard, lorsque nous étudierons les moyens propres à les modifier et à éloigner les affections auxquelles ils prédisposent.

Le tempérament indique une certaine prédominance relative d'un système organique quelconque, d'une humeur ou d'une fonction, c'est-à-dire du sang, de la lymphe, du système nerveux, de l'appareil hépatique, etc., laquelle prédominance doit s'harmoniser avec les autres éléments corporels pour former la constitution de l'individu, établir le mode et le degré de sa santé relative.

En un mot, la détermination des tempéraments repose sur les circonstances d'un défaut relatif de proportionnalité et d'une inégalité d'activité de certaines parties constituantes de l'agrégat vivant. De là la distinction des tempéraments en *sanguin*, *lymphatique*, *nerveux* et *bilieux*, auxquels nous ajouterons le tempérament *mélancolique*, qui procède du *bilieux* et du *nerveux*. C'est là le tempérament propre aux grands hommes, aux héros, aux ambitieux, comme aux grands scélérats.

Du mélange, de l'entrecroisement de ces

divers états résultent les tempéraments intermédiaires qui modifient avantageusement les constitutions. C'est là ce qui fait aussi qu'il est extrêmement difficile de porter un jugement à l'abri d'erreur sur une affection quelconque, sur une aptitude physique, morale ou intellectuelle, lorsqu'on néglige de bien étudier, avant tout et par dessus tout, la constitution et le tempérament des sujets offerts à notre appréciation.

Combien ne voyons-nous pas, en effet, d'individus, de femmes surtout, doués d'une constitution bonne en apparence, d'un excellent tempérament, d'une florissante constitution et qui, néanmoins, ont une santé fort délicate. C'est que, chez ces personnes, il y a un défaut d'équilibre entre les solides et les liquides. Le *sang*, cette chair coulante, qui est regardé comme le principal élément de la vie, le sang n'est plus en rapport avec l'innervation et, de *modérateur des nerfs*, ainsi que l'appellent les grands physiologistes, il devient une cause incessante de surexcitation morale, d'orgasme et d'hypérestésie.

L'hypochondrie, l'hystérie, l'asténie, la chlorose, l'anémie et j'en passe des plus connues, forment le triste cortége de ce manque d'harmonie entre le cerveau, le cœur et le grand sympathique, entre le sang et les nerfs, entre le physique et le moral.

Sans la connaissance approfondie des constitutions et des tempéraments, un diagnostic ne peut fournir au médecin que des indications mensongères. L'ignorance du public en pareille matière est la cause, à son tour, d'une infinité d'erreurs de tout genre et d'étranges méprises. Pour démontrer la vérité de cette assertion, je citerai deux conditions des plus importantes de la vie, et l'on comprendra à combien d'erreurs, de méprises et de surprises se laissent aller les parents de maîtres qui n'ont aucune notion hygiénique sur la constitution et le tempérament de leurs enfants : je veux parler des *professions* et du *mariage*. Certes, on épargnerait à la pauvre humanité beaucoup de déboires, de hontes et de regrets, si on veillait un peu plus soigneusement sur le choix rationnel, honnête et hygiénique des professions et des époux. Nous toucherons à cette importante question en temps et lieu, et nous espérons parvenir à démontrer que l'hygiène, en éclairant les parents et les enfants, les maîtres et les élèves, les patrons et les apprentis, jettera dans un avenir prochain un jour nouveau sur les problèmes les plus importants de la société.

Comme corollaire nécessaire de l'hérédité, des constitutions et des tempéraments découlent les prédispositions morbides et les idiosyncrasies dont nous allons parler, après avoir dit un mot en passant sur l'habitude.

4e Habitude. — L'*habitude*, qu'on nomme vulgairement *une seconde nature*, n'est presque jamais native ; elle provient, dans la plupart des cas, d'une mauvaise éducation, d'un vice acquis par le mauvais exemple, de la répétition plus ou moins fréquente, instinctive ou raisonnée d'un acte, mais prenant un caractère de plus en plus fâcheux à mesure qu'elle s'enracine et devient plus familière. C'est ainsi que le *vin*, qui est un des meilleurs éléments de la santé, devient par l'habitude une cause de maladie, constitue par son abus un vice hideux, l'ivrognerie, et peut entraîner les désordres les plus funestes en saturant l'organisme d'alcool.

Le *tabac* ne nuit pas en petite quantité, mais combien de victimes ne fait-il pas ! Nous pourrions en dire autant de la substance la plus inoffensive, lorsqu'on en fait un usage abusif. Témoins ces innocentes fleurs dont s'enivrent les voluptueux ; leur parfum tue.

Jamais on n'avait vu tant d'hystériques, même parmi les hommes ; jamais l'hygiène n'avait vu ses préceptes plus méconnus que de nos jours. Hélas ! il est douloureux pour nous de le dire, mais jamais on n'avait constaté tant de désordre moral. C'est là ce qui explique l'influence des mauvaises doctrines, le règne de la fantaisie désordonnée, et, comme le dit un honorable confrère, le docteur P. Bernard, « la défaillance du goût, la syncope du beau et du bon. » La « douce gaîté » de Montaigne a disparu et avec elle la bonne santé et la vraie sagesse. Mais, contrairement à l'opinion émise par certains pessimistes, j''affirme que l'homme ne naît pas vicieux; il le devient par les mauvais exemples et par l'habitude.

Les mauvaises habitudes ont modifié les constitutions, et, par tempérament, on est devenu à notre époque nerveux, excitable, irritable au suprême degré. L'excentricité est à la mode; mais, je me le demande, est-ce bien là du progrès? — « Avait-on jamais vu, par exemple, comme le dit le docteur P. Bernard, autant de jeunes femmes (appartenant à un certain monde, il est vrai), de 18 à 25 ou 30 ans, qui, par l'habitude, eussent acquis la puissance de boire vingt bocks dans une soirée ou quinze bouteilles de champagne frappé (selon l'état du porte-monnaie du complaisant amphitryon)? » etc.

Le bon Nicot aurait-il jamais pensé que la solanée dont il a gratifié le vieux monde deviendrait un jour un motif sérieux d'alarme pour la santé publique? Et pourtant nous en sommes arrivés à ce point, et, comme nous le verrons, le tabac, abstraction faite de ses vertus thérapeutiques, peu utilisées du reste, le tabac est la cause de bien des maladies inconnues jusqu'au dix-neuvième siècle, c'est-à-dire jusqu'à notre époque, où l'on pousse toujours beaucoup trop loin l'abus des choses nuisibles et énervantes. Aujourd'hui, on commence de fumer à 7 ou 8 ans, et l'on voit des hommes mourir d'apoplexie séreuse, le cigare ou la pipe à la bouche. Les asiles d'aliénés enfin ne sont-ils pas peuplés de malheureux atteints de paralysies locomotrices et de ramollissement du cerveau, par suite d'excès du tabac? Oui, je l'affirme, la nicotine est un vrai poison, dont l'action violente et délétère ne manque jamais de produire ses effets sur le grand-sympathique d'abord, et puis, par action réflexe, sur le centre nerveux cérébro-spinal : qu'on ne l'oublie pas !

Messieurs, nous aurons l'honneur d'expooser plus tard sous vos yeux tous les détails des effets pernicieux du tabac sur la santé. Ils sont plus nombreux et plus désastreux qu'on ne le pense en général, et sans parler de cette hideuse maladie qu'on appelle le *cancer des fumeurs*, n'y a-t-il pas de quoi frémir lorsqu'on pense que plus de cent mille individus sont annuellement victimes du tabac (de son abus bien entendu), dans les deux hémisphères. Permettez-moi seulement de vous rappeler ici un fait piquant qui appartient au crayon d'un critique émérite des mœurs contemporaines.

Le croquis représente deux gamins « très avancés, » fumant hardiment et lançant avec méthode des bouffées de nicotine en vapeur. A côté d'eux se trouve un groupe d'hommes sérieux qui causent. Sur l'avis d'une personne de l'assemblée qui leur adresse sans doute une verte semonce sur leur inconvenance, l'un d'entre eux se retourne avec une sorte de dédain et d'un ton solennel répond : « Ah ! mon cher (ami ou oncle, comme on voudra), de notre temps, on ne cause plus tant, mais on crache beaucoup. La pituite a remplacé avantageusement votre bavardage. » Ce fait, cité par notre confrère Bernard, vaut tout un chapitre de morale en action, et nous démontre que, vue sous un certain jour, la civilisation contemporaine est loin de faire honneur au siècle des lumières et du progrès.

« La plupart des maux et des infirmités qui nous assaillent de toutes parts, ne dépendent point essentiellement de notre organisation, mais ils sont notre ouvrage, parceque nous avons enfreint les lois de la nature qui ne crée point des êtres malades. C'est nous qui avons rendu notre existence malheureuse et qui en avons abrégé la durée. »

Cette pensée, déjà émise par Sénèque, me rappelle un bon mot prononcé par un illustre confrère : « Non, l'homme ne meurt plus ; il se tue. » Ce jugement sur les hommes de notre temps est bien dur, mais il est empreint de vérité. Il est, en effet, pleinement démontré que, grâce au scepticisme qui nous étreint de toutes parts et fait de nos libres-penseurs des despotes de la raison humaine à laquelle ils prétendent imposer leur *morale indépendante*, il est démontré, dis-je, que l'instinct de la *destructivité* est poussé à son apogée, et c'est là un des grands signes de la décadence physique et morale de cette époque.

Ecoutez plutôt ce que dit à cet égard notre charmant et malheureux poète du quartier Latin :

« Ce torrent profond et puissant,
C'est la décadence et la honte,
C'est le goût français qui descend,
C'est le goût barbare qui monte ;
C'est le naufrage et le tombeau
D'un esprit qui fut notre gloire.
Ce qui fut bon, ce qui fut beau,
N'est plus qu'un thème dérisoire. »

Alf. de Musset.

Mais c'en est assez à ce sujet : car nous traiterons *in extenso* cette question de l'*habitude*, lorsque nous parlerons, l'année prochaine, des *passions* et de leur influence sur la santé.

Une fois ces connaissances étiologiques acquises, on arrive plus aisément à la notion d'une masse d'affections secrètes parfois réputées incurables. Ces connaissances sont d'autant plus importantes qu'elles sont généralement ignorées du vulgaire, et parfois même méconnues par ceux-là qui devraient en faire l'objet constant de leurs méditations.

5° prédisposition. — A ces causes que nous venons d'énumérer, et qui proviennent tant de l'hérédité que de la constitution, du tempérament et de l'habitude, se rattache un ordre de conditions physiologiques et physiologico-pathologiques désignées sous le terme générique de *prédispositions*, qui, selon le tempérament, les âges, le sexe, les saisons, etc., fournissent une nouvelle espèce de germes morbifiques.

C'est ainsi que nous appellerons *prédispo-*

sition « cette faculté que possède le système vivant de développer tel ou tel état morbide plutôt que d'autres, soit spontanément, à la suite d'une évolution naturelle du germe, soit sous l'influence de causes génératrices externes ou internes. »

6° DIATHÈSE. — Une fois que ce germe encore inconnu, inappréciable dans la prédisposition, se manifeste sous une forme quelconque, alors — mais seulement alors — ainsi que l'a démontré mon honoré maître et ami le professeur Risueño d'Amador, il y a *diathèse*. On peut, en effet, être né de parents phthisiques et être prédisposé à la phthisie, à la goutte ou à la folie, sans que pour cela on soit sous l'action de la diathèse scrofuleuse, phthisique, goutteuse ou mentale. Deux, trois générations peuvent même s'écouler sans que le germe paraisse, pour se manifester plus tard. Or, ce sont là des vérités axiomatiques qu'il importe de porter à votre connaissance, si vous voulez vous faire une idée des ressources de l'hygiène, et nous trouverons sur notre chemin mille occasions de faire l'application des principes que nous posons aujourd'hui.

Ainsi donc « la diathèse est le germe morbide parvenu à l'état adulte. » Un autre caractère distinctif entre la *prédisposition* et la *diathèse*, c'est que les prédispositions changent et se modifient suivant le milieu dans lequel elles se trouvent, tandis que la diathèse est fixe, indélébile, tend sans cesse vers un développement complet et affecte un type spécial à travers les mille et une transformations qu'elle subit. Je ne citerai, en passant, que les diathèses scrofuleuse, syphilitique et cancéreuse : il n'existe pas d'exemple qu'aucune d'elles ait jamais disparu par les seuls effets de la nature médiatrice. « Tandis qu'il est parfaitement avéré que tel individu qui a résisté à une épidémie meurtrière, peut succomber à une autre épidémie moins intense et de même nature; tel autre individu qui est réfractaire aujourd'hui à l'inoculation d'un virus, de quelque nature qu'il soit, sera prédisposé demain à contracter cette même maladie contagieuse ou infectieuse. »

En un mot, la prédisposition est chose mobile et versatile, tandis que la diathèse est stable, pérenne et indélébile.

L'hygiène, dans toutes ces diverses conditions de la vie, est appelée à jouer un rôle des plus importants en modifiant les constitutions, en renouvelant la crâse des humeurs, en s'opposant enfin, et cela d'une manière positive, au développement du germe morbide.

7° Idiosyncrasie. — Ces prédispositions à leur tour varient d'intensité, d'influence et de danger, suivant les conditions au milieu desquelles se trouvent les sujets, mais surtout suivant certaines manières d'être qui, sans constituer une véritable cause prédisposante, n'en sont pas moins une condition digne d'attention. Cet état spécial a été appelé *idiosyncrasie*.

Baillou la définit « une propriété individuelle », mais je préfère, avec mon illustre et vénéré maître, le professeur Lordat, regarder l'*idiosyncrasie* comme « une *bizarrerie*, un mode d'être excentrique dans le tempérament. » C'est une *individualité* physiologique qui est de la plus haute valeur en clinique, comme en hygiène et en médecine légale. C'est le point culminant dans le diagnostic et la pierre d'achoppement de la thérapeutique. « *Magni momenti est in medicina* Ἰδιοσυγκρασία (1).

Hippocrate, Gaubius, Zimmermann, Haller, Stahl, Baillou et Barras signalent des faits curieux de susceptibilité individuelle; nul de nous ici n'en est peut-être un exemple vivant, et, à ce propos, rien ne m'étonne. Mais inutile d'insister sur des faits que je me propose de traiter amplement devant vous, et je me borne à ajouter que presque toutes les Idiosyncrasies sont liées à la prédominance du tempérament nerveux, lequel est profondément modifié à son tour par certaines influences climatériques, atmosphériques et géologiques, ainsi que le démontrent les travaux spéciaux de Bontius, de Prosper Alpin, de Lind, de Poupé-Desportes et d'Hillary

L'Idiosyncrasie est donc pour le clinicien comme pour le médecin hygiéniste, la pierre

(1) Baillou, *Epid*. et *Ephemer*. lib. I , p. 28.

de touche de la susceptibilité individuelle, de la perceptivité vitale et organique, de la *sensibilité*, en un mot : cette sentinelle avancée de la santé.

Connaître à fond cette modalité corporelle en rapport avec le sentiment d'abord, avec l'énergie vitale ensuite, et finalement avec le monde extérieur, telle est la source vive où l'hygiène privée puise la sagesse et la valeur de ses conseils. Combien d'hommes hélas ! méconnaissant ou réfusant d'écouter et trangressant les avis de la science et de la morale, préparent à leur corps, à leur esprit et à leur cœur les plus rudes épreuves, les plus amères déceptions !

8° FONCTIONS NATURELLES. — Si de l'ordre purement étiologique nous passons à l'ordre physiologique et vital, nous verrons que l'oubli des préceptes hygiéniques peut amener un désordre d'autant plus grave qu'il atteint dans son exécution normale et régulière les plus importantes fonctions de l'économie vivante. Mille et mille accidents, indispositions, maladies et infirmités peuvent être la conséquence fâcheuse de ces désordres fonctionnels, alors surtout qu'ils s'adressent à des sécrétions et excrétions, habituelles ou périodiques. Mais ce sont là des faits que nous étudierons en leur temps.

9° SENS. — Un autre point sur lequel le médecin hygiéniste doit fixer son attention, c'est la notion exacte et raisonnée de l'influence très grande et de la puissance parfois tyrannique que les *sens* exercent sur la santé et la vie.

L'étude des perceptions, des sensations et des passions, considérées au point de vue de l'hygiène, offre un vaste champ d'observations que nous ne ferons qu'effleurer aujourd'hui.

L'hygiène, avec sa grande mission civilisatrice, a de tout temps fraternisé avec la morale et la religion ; aujourd'hui, plus que jamais, elle est, dans le sens le plus complet : l'art de fortifier le corps , d'éclairer l'esprit et d'ennoblir le cœur de l'homme. A l'époque où nous vivons, si notre siècle veut justifier ses prétentions de progrès scientifique et moral, « il ne s'agit point de faire des *Spartiastes*, ni des *poules mouillées ;* ce sont des hommes de vraie chair , de vrai sang qu'il faut pour la grande, la terrible, l'inéluctable bataille de la vie ; » ce sont des chrétiens, en un mot, qu'il convient de donner à la société contemporaine.

10° SENSIBILITÉ. — La *sensibilité* tant interne qu'externe , résume à elle seule tous les phénomènes de la vie organique et animale qui ont trait au sentiment, à la sensation, à l'irritabilité, à l'excitabilité, aux fantômes de l'imagination, aussi bien qu'aux terribles effets de la peur et aux ravages des passions. C'est la sensibilité qui préside aux antipathies et aux sympathies instinctives et raisonnées; c'est elle qui provoque ces éclats de gaieté folle, de tristesse et de douleur indescriptible à la simple vue d'un objet aimé ou détesté (1).

Les spasmes de toute nature et les affections de tout genre qui s'y rattachent, sont le résultat presque immédiat d'un excès de sensibilité sensuelle, d'une hypéresthésie, ne trouvant parfois aucune raison d'être ni dans la cause qui l'engendre, ni dans les phénomènes qu'elle produit.

Agir sur les natures trop délicates, trop sensibles, raffermir les constitutions délabrées en leur rendant leur vigueur native, modifier assez profondément les tempéraments sans émousser la sensibilité en principe, telle est encore la belle part dévolue à l'hygiène dans nos sociétés modernes, devenues trop nerveuses par un bizarre travers de la civilisation qui pousse à la recherche des jouissances sensuelles.

Je n'en finirais pas de longtemps, si j'essayais d'énumérer les terribles effets d'une sensibilité exagérée, aidée par les écarts de l'imagination. Loin de moi l'idée d'abuser de la bienveillante attention que vous daignez m'accorder et, je vous demanderai simplement la permission de vous rappeler quelques faits épars au milieu de ces grands épisodes de la sensibilité dont l'histoire abonde.

I. Tout le monde a encore présents à la

(1) Voyez ma Traduction des œuvres de G.-E. Sthal, t. III, *Physiologie* (sensibilité).

mémoire les phénomènes étranges qu'accomplissaient les filles de Prœtus et un grand nombre de citoyennes d'Argos s'imaginant avoir été métamorphosées en vaches. — La fable ajoute que Mélampe, grand médecin et fameux devin, guérit ces malheureuses de leur fureur.

II. Au dire de Plutarque, les filles de Milet furent prises d'une manie mélancolique qui les portait à se tuer et dont elles ne furent délivrées que par la crainte de l'ignominie d'être exposées toutes nues, après leur mort, sur la place publique.— Double effet bizarre de l'imagination.

III. On se rappelle les épileptiques de Harlem, dont Boërhaave n'obtint la guérison que par l'application d'un fer rouge sur une partie sensible du corps. — Cette épidémie avait pris des proportions alarmantes et ne fut arrêtée que par cet ingénieux stratagème qui eut un effet immédiat sur ces épileptiques de nouvelle espèce.

IV. A Abdère, patrie de Démocrite, il y avait, du vivant de ce philosophe, un certain Archelaüs, acteur, donc l'action déclamatoire fut si entraînante un jour que presque tous les spectateurs, d'après Lucien, furent pris d'un délire frénétique, imitant en tout le jeu de l'illustre tragédien. — Il ne fallut rien moins que l'habileté et la science de Décrite et d'Hippocrate pour guérir les Abdéritains de leur effervescence dramatique, dégénérée en manie.

V. Brun, de Montpellier, cite une épidémie

suicide des plus bizarres. Un certain nombre de jeunes filles, appartenant toutes à la classe aisée de la société lyonnaise, disparaissait tous les jours. Poussées par un entraînement irrésistible, elles allaient se jeter dans le fleuve. L'art fut impuissant, et ce ne fut qu'en ayant recours à une menace semblable à celle faite aux filles de Milet que tout rentra dans l'ordre. — Le sentiment de la pudeur l'emporta sur les désordres de l'imagination et cette épidémie névrotique (imitatrice) disparut.

VI. Tout le monde connaît, enfin, l'histoire de cette guérite où les factionnaires se brûlaient la cervelle à l'envi les uns des autres, et la facilité avec laquelle cette manie suicide fut arrêtée par le seul fait d'une simple menace de répression infligée au délinquant.

La colère, la tristesse, la peur, l'amour, la joie elle-même peuvent provoquer les phénomènes les plus étonnants, et donner parfois la mort. L'envie, la jalousie, le dépit avec leur noir et hideux cortége de médisance, de calomnie et de vengeances personnelles, et de colère concentrée ont, enfin, sur la santé la plus funeste influence.

C'est ainsi que :

I. Fernel, médecin célèbre de Paris au seizième siècle, mourut presque subitement à la nouvelle de la mort de sa femme.

II. Je connais l'histoire de plusieurs autres personnes moins illustres peut-être, mais plus impressionnables que l'illustre médecin, et qui ont perdu la vie ou la raison en de semblables circonstances.

III. Le pape Clément VII périt peu d'heures après avoir reçu une lettre très vive que lui avait adressée l'Université de Paris.

IV. Le poète Racine et le marquis de Louvois ne purent survivre à leur disgrâce auprès de Louis XIV.

V. L'empereur Nerva mourut dans un accès de colère.

VI. Boërhaave rapporte qu'il y avait à Leyde un maître d'école qui était louche. Ce malheureux vit insensiblement sa classe devenir déserte. La cause en était que chacun de ses élèves s'était pris à loucher : les parents mécontents avaient, pour ce motif, retiré leurs enfants.

VII. Tissot rapporte qu'un magistrat Suisse tomba mort aux pieds de son heureux concurrent, au moment où il s'approchait pour le féliciter (à contre-cœur sans doute) de son succès.

VIII. Certains auteurs citent et j'ai vu moi-même plusieurs cas d'épilepsie et de chorée ou danse de Saint-Guy, à la suite d'une frayeur subite.

IX. J'ai vu, dans les mêmes circonstances, de graves maladies survenir par l'arrêt immédiat d'une fonction naturelle.

X. Diagore expira de joie en voyant revenir ses trois fils vainqueurs des jeux Olympiques.

XI. Polycrate, Chilon le Lacédémonien,

Denys et le pape Léon X sont morts subitement d'un excès de joie, etc., etc.

Mais ces impressions, ces sensations, peuvent parfois être salutaires. En ce cas, elles sont douces et provoquent un certain bien-être. La musique, par exemple, est un des plus puissants moyens pour agir sur le système nerveux. Asclépiade la regardait comme le remède souverain au délire furieux; toujours est-il qu'elle a une action profonde sur le système nerveux. Ainsi :

I. Dodart rapporte la guérison d'un célèbre musicien, dans le délire, par l'exécution à grand orchestre des cantates de Bernier.

II. Sauvages cite le cas d'un maître de danse atteint de fièvre violente et qui fut guéri en faisant jouer dans sa chambre les airs qui lui étaient les plus familiers.

III. Pomme raconte qu'il ne parvenait à calmer de terribles accès hystériques, auxquels était sujette une jeune fille, que par les accords mélodieux du violon.

Mais ce n'est pas toujours par la douce harmonie que la musique produit ces effets salutaires.

I. Sauvages nous parle à ce propos d'un malade qui n'était soulagé de violents accès de migraine ou de céphalalgie intermittente que par le bruit d'un tambour qu'on battait au chevet de son lit.

II. Boërhaave rapporte à son tour le fait singulier d'une guérison inattendue. Le marquis de Morignac, dit-il, fut instantanément guéri de la goutte par la frayeur que lui causa le passage, assez inattendu, d'un boulet, le jour où il se trouvait au siége de Sienne.

Tels sont les effets surprenants, fâcheux ou salutaires produits sur l'économie vivante par l'action des agents externes à l'aide des sens et de la sensibilité. Nous reviendrons plus tard sur cet intéressant sujet, à propos des passions. Néanmoins, laissez-moi vous le dire, avant d'aller plus loin, que l'effet de la musique est parfois prodigieux sur les hypochondriaques, les hystériques et les paralytiques eux-mêmes. Le fait suivant qui sera le dernier vous édifiera, je l'espère.

Il y a vingt-six ans environ, — j'étais attaché à cette époque au service des aliénés de l'asile de Montpellier, — Monsieur le professeur Lordat voulut nous rendre témoins de l'effet de la musique sur les cataleptiques (pauvres malheureux privés de toute faculté motrice pendant tout le temps que dure l'accès). Un orchestre fut, à cet effet, disposé dans une salle voisine de celle occupée par les cataleptiques. L'harmonie fut douce et suave d'abord et devint de plus en plus bruyante. Le spectacle fut alors vraiment imposant ! Vous eussiez dit une évocation de morts. Peu à peu tous ces cadavres vivants perdirent leur immobilité, les yeux roulaient dans leur orbite, les membres inférieurs se dressèrent, les bras s'agitèrent à leur tour, et à mesure que les accents devenaient plus vifs et plus expressifs, le trémoussement de ces statues humaines devint aussi plus excentrique... On eût dit une de ces danses infernales dont nous parlent les poètes... Des cris incohérents et saccadés se joignirent à cette orgie scientifique et nous demeurâmes tous, maîtres et élèves, stupéfaits à l'aspect de cette mystérieuse résurrection, par le seul effet de la musique sur ce cerveau, à jamais impropre au mouvement. Mais si le spectacle de cette agitation fébrile fut pour nous tous une cause d'étonnement, combien grande fut l'impression que nous ressentîmes lorsque la musique cessant, presque subitement, chacun de ces malheureux reprit aussitôt son immobilité habituelle, dans les poses les plus bizarres... Vous auriez dit en ce moment un vaste champ de morts... vous vous fussiez crus dans les catacombes... Le silence le plus profond régnait, la stupeur générale était grande, et elle ne fut interrompue que par la voix du maître bien-aimé qui nous dit : « Eh bien ! mes amis, y a-t-il ou non une puissance qui anime ces corps ? oui ou non !... »

Mais en voilà bien assez sur ce point... « *Jàm sat prota biberunt* », et j'ai hâte d'arriver aux conclusions.

— De ce que nous avons eu l'honneur de vous exposer dans cet entretien, nous sommes en droit de conclure : 1° que l'*hygiène* est une science *très importante*, la plus importante peut-être de toutes, surtout pour les gens du monde. Il n'est pas besoin d'insister sur ce fait déjà acquis pour vous, et qui sera accepté *à priori* par n'importe qui, alors qu'on saura que c'est l'hygiène qui apprend à conserver la santé et à prolonger la vie : conditions absolues sans lesquelles notre existence n'aurait aucune illusion, aucune raison d'être. Dieu n'a pas créé l'homme pour le faire souffrir. 2° Que l'*utilité* de cette science ressort de son importance même, et que la vulgarisation des préceptes hygiéniques dans le monde est l'institution la plus philanthropique, la plus humaine, j'ajouterai éminemment progressiste, civilisatrice et morale, à cette époque de lutte sourde et acharnée entre le sensualisme raffiné des doctrines matérialistes modernes et le spiritualisme chrétien, qui, loin de dédaigner la lumière, comme peuvent le croire à tort d'imprudents amis ou des adversaires de mauvaise foi, s'accommode du progrès, le cherche même, et le trouve de concert avec la raison humaine.

Permettez-moi, messieurs, à cette occasion, de m'appuyer sur les paroles prononcées naguère par S. Exc. M. le ministre de l'instruction publique et qui ont rencontré un retentissement si sympathique sous les vieilles voûtes de la Sorbonne (1).

« Ces deux mondes de l'*idéal* et du *réel*, » — a dit M. le Ministre en parlant de la *religion* et de la *philosophie*, — « devraient se rappro-

(1) Séance annuelle de la Distribution des prix aux Sociétés savantes, 1868.

» cher sans se confondre ; car la science, elle » aussi, vient de Dieu, puisqu'en donnant à » l'homme cette curiosité insatiable, cette » ardeur de connaître qui lui rend la pos- » session de la vérité aussi nécessaire que » l'air qu'il respire et que le pain qui le » nourrit, Dieu a voulu que nous pénétrions » par les seules forces de notre intelligence, » les mystères de la création matérielle. » Avec les vérités morales que l'histoire et » la philosophie lui découvrent, l'homme » efface les vieilles injustices et réorganise » les sociétés sur un plan *chrétien ;* avec les » vérités physiques, il supprime l'espace et » se rit de l'Océan, il perce les montagnes » et sépare les continents ; il lutte contre les » influences funestes de la nature et fait » reculer la mort. »

De telles paroles ne pouvaient qu'avoir un vaste écho. Parties de si haut, elles honorent l'homme dans la franchise qui le caractérise, elles rehaussent aux yeux des Français (éminemment chrétiens) les heureuses tendances de l'illustre chef que l'Empereur a mis à la tête de l'enseignement en des circonstances difficiles.

Pour nous, cette partie du discours ministériel est d'autant plus précieuse, qu'elle rappelle, en peu de mots, l'objet réel de l'hygiène, qui s'occupe d'une manière toute spéciale à « lutter contre les influences funestes de la nature, — en conservant la santé, — et à faire reculer la mort, » en prolongeant la vie.

L'importance et l'utilité de l'hygiène ressortent, enfin, des rapports intimes et nombreux qu'elle a avec la philosophie, les sciences médicales et toutes les branches des connaissances humaines. Dans les conférences qui suivront nous parlerons des rapports de l'hygiène avec l'anatomie, la physiologie, la pathologie, la thérapeutique et la clinique, ainsi qu'avec l'agriculture, le commerce, l'industrie, les beaux-arts, l'économie sociale et l'économie domestique. Aujourd'hui nous nous contenterons de faire remarquer à nos auditeurs que l'hygiène touche de près à la *philosophie :* c'est là chose facile à démontrer et ce sera mon dernier mot.

Et d'abord la *métaphysique*, la science des choses de l'ordre spirituel, fournit à l'hygiène tous les matériaux des hautes conceptions, sans lesquelles cette science abdiquerait la plus noble partie de sa mission : celle de former les cœurs et de conserver à l'âme le libre exercice des facultés en assainissant le corps et en le mettant à l'abri de tout danger.

L'hygiène a non-seulement pour but de maintenir et de perpétuer la santé corporelle, mais encore elle doit connaître la faiblesse du cœur humain et ménager à l'âme toute émotion, toute perception, toute sensation, toute idée capable de susciter le moindre désordre dans l'exercice de ses facultés, de provoquer de fâcheuses perturbations ou des passions funestes; et c'est précisément par là que l'hygiène touche à la métaphysique.

Comment ne pas admettre d'ailleurs cette corrélation lorsque l'antiquité païenne nous en fournit les plus éclatants témoignages !

Pythagore, l'un des sages dont la Grèce antique s'honore ; Pythagore, malgré ses erreurs sublimes sur la métampsychose, a rendu à l'hygiène des services signalés, et tout le monde, ici, connaît assez la rigueur de ses préceptes, au point de vue de l'alimentation, pour que je me taise à ce sujet. Sa fille, Damo, fut une vierge austère qui, par l'application des principes philosophiques de son père et par la sévérité des ses mœurs et de ses pratiques hygiéniques, fut un objet d'admiration pour sa patrie. Si nous en croyons Jamblique, les médecins de la secte Pythagoricienne traitaient les maladies qui portent le trouble dans l'ordre moral par la diète et l'expectation ; ils ne faisaient intervenir la thérapeutique des *simples* que dans la cure des plaies et des ulcères.

Lisez les nombreux écrits de Platon, les *Ethiques* d'Aristote et les œuvres admirables du fondateur de l'Ecole médico-philosophique de Cos, Hippocrate, et dites-moi si l'hygiène ne puise pas dans la philosophie ses plus nobles inspirations ? Ouvrez les Pères de l'Eglise, lisez Saint-Clément d'Alexandrie, commentez le livre divin, l'Evangile, et vous verrez s'il est possible de séparer l'hygiène de la métaphysique et de la morale. Fénélon lui-même, cet immortel orateur chrétien, ne parlait-il pas en philosophe et en hygiéniste lorsque, paraphrasant cette parole du psalmiste : « *Sobrii estote,* » il disait : « *Soyez sobres de corps, afin que la corruption de la chair n'entraîne celle de l'esprit.* » — La logique elle-même, la logique la plus serrée, concluera avec nous : que l'hygiène doit s'occuper et s'occupe avec raison de tout ce qui s'adresse aux sens, au cœur et à l'intelligence, en même temps qu'elle veille sur l'agrégat matériel. Les passions de l'âme usent et étiolent l'organisme, tout aussi bien que la cachexie corporelle provoque de profonds désordres dans l'âme par la pertubation des centres nerveux encéphalo-rachidien et ganglionnaire. Nier ces faits, ce serait nier la lumière en plein jour : ce serait nier la corrélation intime, perpétuelle et réciproque entre l'esprit et le corps ; entre la force et la matière, entre l'élément organique et le principe pensant !

L'hygiène, par-dessus tout et avant tout, est une science éminemment spiritualiste et morale. J'ajouterai même avec quelques auteurs recommandables, « l'hygiène puise dans le christianisme son principal élément civilisateur. »

Loin de nous donc, Messieurs, ces utopies modernes qui ébranlent le monde et ne laissent plus de place à la foi de nos pères, aux saines traditions, à la vraie science, à la bonne littérature, à l'idéal artistique ! *Réalisme*, *positivisme*, *scepticisme*, *athéisme*, tel est le programme du prétendu progrès qui fait table rase de nos institutions, de nos croyances et d'une expérience de soixante siècles.

Loin de nous ces théories désespérantes qui, plaçant l'homme au rang de l'animal, le marquent au front du signe de la bête et lui refusent le sentiment, la raison, le libre arbitre et la spiritualité de son âme immortelle !... Loin de nous ces systèmes surannés qui nous ramènent aux siècles d'Epicure et de Lucrèce pour faire de nous les adorateurs de la matière éternelle, — semblables à des fakirs de l'Inde, plongés dans une niaise extase !

Pour ma part, il y a vingt-cinq ans que je lutte, et si j'ai laissé ma plus riche toison aux ronces du chemin, du moins ai-je la ferme conviction — et cela me console — d'avoir été utile à la bonne cause.

Non ! ce n'est point par le matérialisme que nous arriverons au progrès. L'idée, cette suprême maîtresse du monde, l'idée marche sans cesse, et elle entraîne dans sa course fatale le progrès matériel, moral et intellectuel. Les grandes découvertes, les perfectionnements sans nombre créés pour le bien-être et la prospérité de l'humanité : la vapeur, l'électricité, l'Océan lui-même, tout obéit à sa domination absolue. Et, bien que nous ne touchions pas encore à cette heure bénie où, selon Isaïe, « les fers de lance seront transformés en socs de charrue », nous ne saurions marcher à reculons. Comme l'a dit de Maistre, « l'esprit humain marche vers une incessante unité. »

« Toute science vient de Dieu », a dit aussi le grand-maître de l'Université (1), et moi j'ajoute : *Toute science doit ramener à Dieu, source et fin de toute vérité.* Mais ce n'est que par l'esprit que l'homme s'élève jusqu'aux conceptions les plus sublimes, et vous me pardonnerez, Messieurs, la digression que je viens de faire ; car, s'il est au monde une science qui, par son importance, son utilité et les services qu'elle nous rend, doive provoquer un sentiment de pieuse reconnaissance envers la divinité, c'est assurément l'hygiène ; s'il existe un enseignement qui rejette de son sein toute doctrine matérialiste et athée, c'est encore l'enseignement de l'hygiène, qui, tout en améliorant le sort de l'homme, non-seulement conjure loin de lui tout danger physique, mais encore est essentiellement civilisatrice en lui facilitant la pratique de toutes les vertus civiques et chrétiennes.

Messieurs,

L'hygiène est cette voie large, attrayante

(1) M. V. Duruy, *Discours prononcé à la séance de la distribution des prix*, 1868, etc.

et facile qui s'ouvre aujourd'hui devant nous. Par la science elle conduit les hommes de bonne volonté à la jouissance des biens d'ici-bas ; par la morale et la religion, elle fait de nous des hommes honnêtes et nous rend dignes de nos destinées futures !

Dr TH. BLONDIN.

Toulouse, le 20 mai 1868.

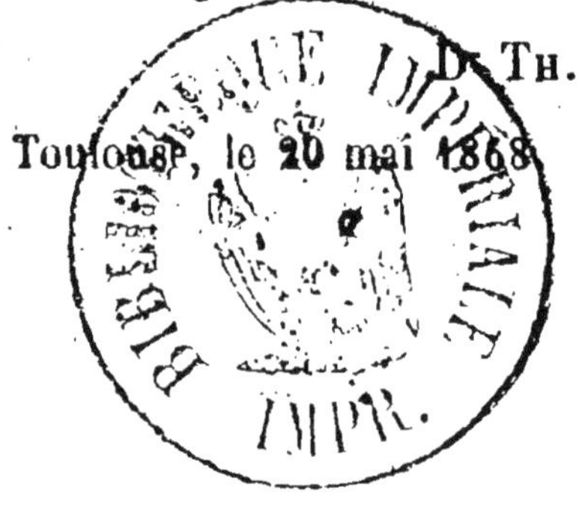

www.ingramcontent.com/pod-product-compliance
Ingram Content Group UK Ltd.
Pitfield, Milton Keynes, MK11 3LW, UK
UKHW020347250726
13967UKWH00005B/2151

9 782012 967892